Recettes 100 % Naturelles

Ce carnet appartient à:

Mes Recettes

Page	Recette	Page	Recette

Mes Recettes

Page	Recette	Page	Recette

Mes Recettes

Page	Recette	Page	Recette

Recette

Date ....

Temps de préparation

Temps de conservation

Notes

Ingrédients

Matériels

Préparation

Recette

Ingrédients

Matériels

Date ....

Temps de préparation

Temps de conservation

Notes

Préparation

Recette

Date ....

Temps de préparation

Temps de conservation

Notes

Ingrédients

Matériels

Préparation

Recette

Ingrédients

Matériels

Date ....

Temps de préparation

Temps de conservation

Notes

Préparation

Recette

Date ....

Temps de préparation

Temps de conservation

Notes

Ingrédients

Matériels

Préparation

Recette

____

____

Date ....

Temps de préparation

Temps de conservation

Notes

Ingrédients

Matériels

Préparation

Recette

____

Date ....

Temps de préparation

Temps de conservation

Notes

Ingrédients

Matériels

Préparation

Recette

Date ....

Temps de préparation

Temps de conservation

Notes

Ingrédients

Matériels

Préparation

Recette

Date ....

Temps de préparation

Temps de conservation

Notes

Ingrédients

Matériels

Préparation

Recette

Date ....

Temps de préparation

Temps de conservation

Notes

Ingrédients

Matériels

Préparation

Recette

Date ....

Temps de préparation

Temps de conservation

Notes

Ingrédients

Matériels

Préparation

Recette

____

____

Date ....

Temps de préparation

Temps de conservation

Notes

Ingrédients

Matériels

Préparation

Recette

____

____

Date ....

Temps de préparation

Temps de conservation

Notes

Ingrédients

Matériels

Préparation

Recette

Ingrédients

Matériels

Date ....

Temps de préparation

Temps de conservation

Notes

Préparation

Recette

Ingrédients

Matériels

Date ....

Temps de préparation

Temps de conservation

Notes

Préparation

Recette

Ingrédients

Matériels

Date ....

Temps de préparation

Temps de conservation

Notes

Préparation

Recette

Date ....

Temps de préparation

Temps de conservation

Notes

Ingrédients

Matériels

Préparation

Recette

Date ....

Temps de préparation

Temps de conservation

Notes

Ingrédients

Matériels

Préparation

Recette

Date ....

Temps de préparation

Temps de conservation

Notes

Ingrédients

Matériels

Préparation

Recette

Date ....

Temps de préparation

Temps de conservation

Notes

Ingrédients

Matériels

Préparation

Recette

Date ....

Temps de préparation

Temps de conservation

Notes

Ingrédients

Matériels

Préparation

Recette

Ingrédients

Matériels

Date ....

Temps de préparation

Temps de conservation

Notes

Préparation

Recette

Date ....

Temps de préparation

Temps de conservation

Notes

Ingrédients

Matériels

Préparation

Recette

Date ....

Temps de préparation

Temps de conservation

Notes

Ingrédients

Matériels

Préparation

Recette

Date ....

Temps de préparation

Temps de conservation

Notes

Ingrédients

Matériels

Préparation

Recette

Ingrédients

Matériels

Date ....

Temps de préparation

Temps de conservation

Notes

Préparation

Recette

____

____

Date ....

Temps de préparation

Temps de conservation

Notes

Ingrédients

Matériels

Préparation

Recette

Ingrédients

Matériels

Date ....

Temps de préparation

Temps de conservation

Notes

Préparation

Recette

Date ....

Temps de préparation

Temps de conservation

Notes

Ingrédients

Matériels

Préparation

Recette

Ingrédients

Matériels

Date ....

Temps de préparation

Temps de conservation

Notes

Préparation

Recette

Ingrédients

Matériels

Date ....

Temps de préparation

Temps de conservation

Notes

Préparation

Recette

Ingrédients

Matériels

Date ....

Temps de préparation

Temps de conservation

Notes

Préparation

Recette

Date ....

Temps de préparation

Temps de conservation

Notes

Ingrédients

Matériels

Préparation

Recette

Date ....

Temps de préparation

Temps de conservation

Notes

Ingrédients

Matériels

Préparation

Recette

Date ....

Temps de préparation

Temps de conservation

Notes

Ingrédients

Matériels

Préparation

Recette

____

____

Date ....

Temps de préparation

Temps de conservation

Notes

____

____

____

____

____

____

____

____

Ingrédients

Matériels

Préparation

Recette

Date ....

Temps de préparation

Temps de conservation

Notes

Ingrédients

Matériels

Préparation

Recette

Ingrédients

Matériels

Date ....

Temps de préparation

Temps de conservation

Notes

Préparation

Recette

Ingrédients

Matériels

Date ....

Temps de préparation

Temps de conservation

Notes

Préparation

Recette

Ingrédients

Matériels

Date ....

Temps de préparation

Temps de conservation

Notes

Préparation

Recette

____
____

Date ....

Temps de préparation

Temps de conservation

Notes

Ingrédients

Matériels

Préparation

Recette

Ingrédients

Matériels

Date ....

Temps de préparation

Temps de conservation

Notes

Préparation

Recette

_____

Date ....

Temps de préparation

Temps de conservation

Notes

Ingrédients

Matériels

Préparation

Recette

Ingrédients

Matériels

Date ....

Temps de préparation

Temps de conservation

Notes

Préparation

Recette

____

Date ....

Temps de préparation

Temps de conservation

Notes

Ingrédients

Matériels

Préparation

Recette

Date ....

Temps de préparation

Temps de conservation

Notes

Ingrédients

Matériels

Préparation

Recette

___

Date ....

Temps de préparation

Temps de conservation

Notes

Ingrédients

Matériels

Préparation

Recette

Date ....

Temps de préparation

Temps de conservation

Notes

Ingrédients

Matériels

Préparation

Recette

Date ....

Temps de préparation

Temps de conservation

Notes

Ingrédients

Matériels

Préparation

Recette

Date ....

Temps de préparation

Temps de conservation

Notes

Ingrédients

Matériels

Préparation

Recette

____

____

Date ....

Temps de préparation

Temps de conservation

Notes

Ingrédients

Matériels

Préparation

Recette

Date ....

Temps de préparation

Temps de conservation

Notes

Ingrédients

Matériels

Préparation

Recette

___

Date ....

Temps de préparation

Temps de conservation

Notes

Ingrédients

Matériels

Préparation

Recette

Ingrédients

Matériels

Date ....

Temps de préparation

Temps de conservation

Notes

Préparation

Recette

Date ....

Temps de préparation

Temps de conservation

Notes

Ingrédients

Matériels

Préparation

Recette

____

____

Date ....

Temps de préparation

Temps de conservation

Notes

____

Ingrédients

Matériels

Préparation

Recette

Date ....

Temps de préparation

Temps de conservation

Notes

Ingrédients

Matériels

Préparation

Recette

____

Date ....

Temps de préparation

Temps de conservation

Notes

Ingrédients

Matériels

Préparation

Recette

___

Date ....

Temps de préparation

Temps de conservation

Notes

Ingrédients

Matériels

Préparation

Recette

Date ....

Temps de préparation

Temps de conservation

Notes

Ingrédients

Matériels

Préparation

Recette

Date ....

Temps de préparation

Temps de conservation

Notes

Ingrédients

Matériels

Préparation

Recette

Date ....

Temps de préparation

Temps de conservation

Notes

Ingrédients

Matériels

Préparation

Recette

Date ....

Temps de préparation

Temps de conservation

Notes

Ingrédients

Matériels

Préparation

Recette

Date ....

Temps de préparation

Temps de conservation

Notes

Ingrédients

Matériels

Préparation

Recette

Date ....

Temps de préparation

Temps de conservation

Notes

Ingrédients

Matériels

Préparation

Recette

Ingrédients

Matériels

Date ....

Temps de préparation

Temps de conservation

Notes

Préparation

Recette

....

Date ....

Temps de préparation

Temps de conservation

Notes

Ingrédients

Matériels

Préparation

Recette

____

____

Date ....

Temps de préparation

Temps de conservation

Notes

Ingrédients

Matériels

Préparation

Recette

Date ....

Temps de préparation

Temps de conservation

Notes

Ingrédients

Matériels

Préparation

Recette

Ingrédients

Matériels

Date ....

Temps de préparation

Temps de conservation

Notes

Préparation

Recette

Date ....

Temps de préparation

Temps de conservation

Notes

Ingrédients

Matériels

Préparation

Recette

Ingrédients

Matériels

Date ....

Temps de préparation

Temps de conservation

Notes

Préparation

Recette

____

____

Date ....

Temps de préparation

Temps de conservation

Notes

Ingrédients

Matériels

Préparation

Recette

Date ....

Temps de préparation

Temps de conservation

Notes

Ingrédients

Matériels

Préparation

Recette

Date ....

Temps de préparation

Temps de conservation

Notes

Ingrédients

Matériels

Préparation

Recette

Date ....

Temps de préparation

Temps de conservation

Notes

Ingrédients

Matériels

Préparation

Recette

Date ....

Temps de préparation

Temps de conservation

Notes

Ingrédients

Matériels

Préparation

Recette

____

Date ....

Temps de préparation

Temps de conservation

Notes

Ingrédients

Matériels

Préparation

Recette

Date ....

Temps de préparation

Temps de conservation

Notes

Ingrédients

Matériels

Préparation

Recette

Date ....

Temps de préparation

Temps de conservation

Notes

Ingrédients

Matériels

Préparation

Recette

Date ....

Temps de préparation

Temps de conservation

Notes

Ingrédients

Matériels

Préparation

Recette

Ingrédients

Matériels

Date ....

Temps de préparation

Temps de conservation

Notes

Préparation

Recette

Date ....

Temps de préparation

Temps de conservation

Notes

Ingrédients

Matériels

Préparation

Recette

Ingrédients

Matériels

Date ....

Temps de préparation

Temps de conservation

Notes

Préparation

Recette

_____

_____

Date ....

Temps de préparation

Temps de conservation

Notes

Ingrédients

Matériels

Préparation

Recette

Date ....

Temps de préparation

Temps de conservation

Notes

Ingrédients

Matériels

Préparation

Recette

____
____

Date ....

Temps de préparation

Temps de conservation

Notes

Ingrédients

Matériels

Préparation

Recette

____

____

Date ....

Temps de préparation

Temps de conservation

Notes

Ingrédients

Matériels

Préparation

Recette

Ingrédients

Matériels

Date ....

Temps de préparation

Temps de conservation

Notes

Préparation

Recette

Ingrédients

Matériels

Date ....

Temps de préparation

Temps de conservation

Notes

Préparation

Recette

Date ....

Temps de préparation

Temps de conservation

Notes

Ingrédients

Matériels

Préparation

Recette

Ingrédients

Matériels

Date ....

Temps de préparation

Temps de conservation

Notes

Préparation

Recette

____

____

Date ....

Temps de préparation

Temps de conservation

Notes

Ingrédients

Matériels

Préparation

Recette

Ingrédients

Matériels

Date ....

Temps de préparation

Temps de conservation

Notes

Préparation

Recette

Date ....

Temps de préparation

Temps de conservation

Notes

Ingrédients

Matériels

Préparation

Recette

Ingrédients

Matériels

Date ....

Temps de préparation

Temps de conservation

Notes

Préparation

Recette

Date ....

Temps de préparation

Temps de conservation

Notes

Ingrédients

Matériels

Préparation

Recette

Date ....

Temps de préparation

Temps de conservation

Notes

Ingrédients

Matériels

Préparation

Recette

Ingrédients

Matériels

Date ....

Temps de préparation

Temps de conservation

Notes

Préparation

Recette

Ingrédients

Matériels

Date ....

Temps de préparation

Temps de conservation

Notes

Préparation

Recette

____

____

Date ....

Temps de préparation

Temps de conservation

Notes

Ingrédients

Matériels

Préparation

Recette

Ingrédients

Matériels

Date ....

Temps de préparation

Temps de conservation

Notes

Préparation

Recette

Ingrédients

Matériels

Date ....

Temps de préparation

Temps de conservation

Notes

Préparation

Recette

Ingrédients

Matériels

Date ....

Temps de préparation

Temps de conservation

Notes

Préparation

Recette

Date ....

Temps de préparation

Temps de conservation

Notes

Ingrédients

Matériels

Préparation

Recette

Ingrédients

Matériels

Date ....

Temps de préparation

Temps de conservation

Notes

Préparation

Recette

Ingrédients

Matériels

Date ....

Temps de préparation

Temps de conservation

Notes

Préparation

Recette

Ingrédients

Matériels

Date ....

Temps de préparation

Temps de conservation

Notes

Préparation

Recette

___

Date ....

Temps de préparation

Temps de conservation

Notes

Ingrédients

Matériels

Préparation

Recette

Ingrédients

Matériels

Date ....

Temps de préparation

Temps de conservation

Notes

Préparation

Recette

Ingrédients

Matériels

Date ....

Temps de préparation

Temps de conservation

Notes

Préparation

Recette

Ingrédients

Matériels

Date ....

Temps de préparation

Temps de conservation

Notes

Préparation

Recette

Ingrédients

Matériels

Date ....

Temps de préparation

Temps de conservation

Notes

Préparation

Recette

Ingrédients

Matériels

Date ....

Temps de préparation

Temps de conservation

Notes

Préparation

Recette

Date ....

Temps de préparation

Temps de conservation

Notes

Ingrédients

Matériels

Préparation

Recette

____

____

Date ....

Temps de préparation

Temps de conservation

Notes

Ingrédients

Matériels

Préparation